AF610890

# LA FIÈVRE TYPHOÏDE

## EST-ELLE CONTAGIEUSE?

## SUR QUELLES BASES DOIT ÊTRE ÉTABLI

## SON TRAITEMENT?

PAR LE Dr ALEX. MAYER,

SECRÉTAIRE DE LA SOCIÉTÉ DE MÉDECINE DE BESANÇON,

MEMBRE CORRESPONDANT DE LA SOCIÉTÉ MÉDICALE DE DIJON.

> Je ne m'enquiers point du plus savant,
> mais du mieux savant.
>
> (MONTAIGNE.)

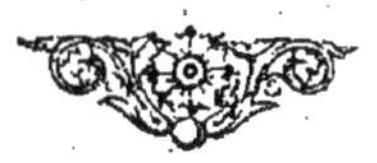

BESANÇON,

IMPRIMERIE ET LITHOGRAPHIE DE J. JACQUIN,

Rue des Granges, 42.

1847.

# LA FIÈVRE TYPHOÏDE

## EST-ELLE CONTAGIEUSE?

### SUR QUELLES BASES DOIT ÊTRE ÉTABLI

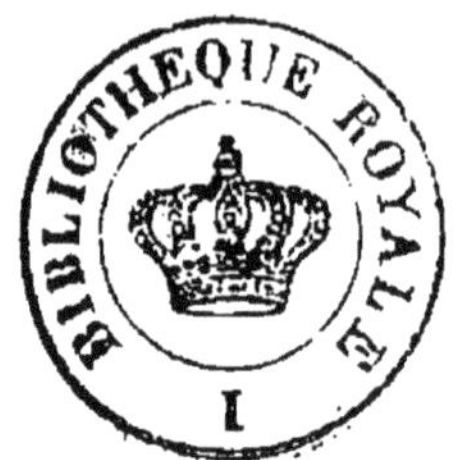


## SON TRAITEMENT?

En abordant cette double question, je me hâte d'avouer que ce n'est pas immédiatement avec des faits que j'essaierai de la résoudre, mais au moyen de généralités déduites de la considération de tous les faits que m'ont fournis la lecture des auteurs et ma pratique particulière. Pour que les principes sur lesquels je m'appuierai soient l'expression de la vérité, il leur faut, je le sais, la sanction de l'avenir aussi bien que celle du passé. Mais il est une manière de philosopher qui n'a rien à craindre du contrôle de l'expérience, c'est celle qui consiste à ne rien accorder à l'hypothèse, et qui, rejetant toute prétention à expliquer ce qui est de sa nature inexplicable, se borne à l'observation des phénomènes au point de vue de leur ordre de succession et de leur fin, sans se préoccuper de leur essence.

Pour procéder dans un ordre plus favorable à l'exposition des principes que j'aurai à énoncer, j'examinerai en premier lieu cette partie de la question qui se rapporte au traitement. Mais pour légitimer mes vues à cet égard, il est indispensable que j'entre dans quelques développements touchant le diagnostic de la fièvre typhoïde, car il m'importe de préciser l'affection dont je vais m'occuper : ce doit être là le point de départ de toute discussion scientifique. Trop souvent d'interminables débats sont dus à l'oubli de cette précaution. Mais où est le symptôme pathognomonique de la fièvre typhoïde ? Je crois qu'au début il n'en existe point, et que, dans l'état actuel de la science, toutes les pyrexies se confondent à cette période sous un même aspect. Je parle ici des fièvres *essentielles*, et je demande grâce pour cette expression auprès de ceux de mes confrères qui l'ont rejetée de leur vocabulaire, car s'il s'agissait de fièvres symptomatiques, il est évident que la localisation de l'état morbide ne tarderait pas à se révéler, et que si la possibilité d'un diagnostic positif se fait attendre parfois, il est rare que l'incertitude soit de longue durée.

J'en viens à dire que ceux qui guérissent des fièvres essentielles par une médication quelconque, dans les trois premiers jours par exemple, ne peuvent pas affirmer qu'ils ont *enrayé* ou *jugulé* une fièvre typhoïde. Je ne crois pas qu'on puisse empêcher le développement de cette maladie, mais je ne doute pas non plus qu'on ne puisse en atténuer la gravité, en abréger la durée. Donc, selon moi, toutes les fois qu'on aura obtenu de ces sortes de succès, on ne sera en droit d'en tirer aucune conclusion relativement à la curabilité de la fièvre typhoïde. Ce n'est pas, comme on le verra plus tard, que je préconise l'expectation ou l'inaction complète au début d'une fièvre, et que j'attende moi-même que je puisse appliquer un nom à la maladie pour la traiter ; loin de là. Je prétends qu'il vaut mieux combattre les premiers symptômes qui présentent quelque gravité, et qu'il n'est même d'aucune utilité de savoir à quelle affection ils se rapportent pour appliquer les moyens que j'emploie dans ces cas.

Communément, après trois ou quatre jours, l'incertitude cesse, et déjà on peut, par voie d'exclusion, arriver à un diagnostic à peu près satisfaisant. En effet, si l'on avait affaire à un exanthème fébrile, quelque trace de l'éruption se serait déjà manifestée : une fièvre angéioténique se serait amendée sous l'influence des émissions sanguines ; une fièvre gastrique marcherait vers la guérison, grâce aux évacuants des premières voies dont on aurait fait usage, etc., etc... En un mot, la fièvre typhoïde resterait presque seule pour rendre raison de la persistance de la réaction et de quelques signes fâcheux que la médication employée n'aurait pu faire disparaître. A cette époque de la maladie, l'ensemble des symptômes revêt en effet un *facies* spécial qui n'échappe pas à l'observateur expérimenté, bien qu'envisagés isolément, aucun d'eux ne suffise à entraîner la conviction, à établir un diagnostic positif. Cette physionomie, je ne la décrirai pas ici, elle est trop connue des praticiens, et d'ailleurs il est plus facile de la discerner que de la dépeindre. Quant aux lésions fonctionnelles, quelle que soit la forme qu'affecte la maladie et quelle que soit la cavité splanchnique sur laquelle elle semble vouloir épuiser ses efforts, rien n'ajoute à la certitude toute subjective qu'on acquiert sur l'espèce pathologique du cas qu'on a sous les yeux. Toutes ces variétés de symptômes que les auteurs ont signalées, n'apprennent rien, si ce n'est sur l'intensité plus ou moins grande de l'intoxication, sur l'état des forces vitales et sur l'aptitude du sujet à soutenir la réaction nécessaire à la solution heureuse de la maladie. Pour ce qui est de la nature de celle-ci, elle peut être la même malgré la plus grande diversité dans les manifestations morbides. Je ne discuterai donc pas sur le diagnostic, et j'admettrai, une fois la période des prodrômes passée, que les médecins seront unanimes dans la constatation de la fièvre typhoïde. Ce préambule n'avait en conséquence pour but que de poser en principe la nécessité, tout en agissant contre les premiers désordres, de se tenir sur une réserve prudente quant à la dénomination de la maladie, jusqu'à ce que les chances d'erreur aient disparu avec la première période de la pyrexie qu'on est appelé à combattre. Cette précaution était nécessaire d'abord pour ne pas comprendre sous le titre de traitement de la fièvre typhoïde une médication qui trouve son opportunité dans une foule de circonstances qui n'ont aucune liaison avec cette affection spécifique, et, d'un autre côté, pour faire apprécier à leur juste valeur les moyens qu'on a préconisés dans ces derniers temps comme jouissant d'une efficacité presque absolue dans la curation de cette maladie dès l'instant de son invasion. J'insiste sur ce dernier point, parce qu'une méthode thérapeutique exclusive, comme le serait, par exemple, celle des saignées coup sur coup de M. Bouillaud, appliquée dès le début de toutes les fièvres qu'on pourrait, à tort ou à raison, regarder comme typhoïdes, me paraîtrait surtout funeste s'il s'agissait réellement de cette affection. Je justifierai plus loin ma manière de voir à ce sujet. Mais auparavant je dois dire encore que je ne bannis pas plus les émissions sanguines que je ne les préconise d'une manière générale, lors de l'invasion d'une pyrexie. La conduite du médecin doit être basée, dans ces circonstances, sur les modifications propres à chaque cas en particulier.

J'arrive aux indications thérapeutiques dans la fièvre typhoïde. Mais comme ces notions ne peuvent être déduites que de l'idée qu'on s'est formée de la maladie dont il est question, je vais succinctement établir la doctrine qui me paraît le mieux servir à l'interprétation des faits, et avec laquelle il y a le moins à sacrifier à l'hypothèse. Pour ne pas entrer dans de trop longs développements, je ferai cette exposition sous forme d'aphorismes.

1°. La fièvre typhoïde est une maladie générale due à l'introduction dans l'économie d'un principe morbifique, *sui generis*, dont l'air est le véhicule.

2°. De même que dans toutes les maladies *cum materia*, le processus pathologique peut se diviser en trois périodes, celle d'incubation, celle de coction et celle d'élimination.

3°. Comme dans toutes les pyrexies graves, le sang, dans la fièvre typhoïde, subit une altération qui consiste dans une diminution de la fibrine. La science n'a encore révélé que ce seul caractère, à moins qu'on n'admette comme démontré ce qu'on a dit tout récemment de l'atteinte portée, dans ces cas, à la vitalité des globules (expériences de MM. Dujardin et Didier, et communication de M. Dumas à l'académie des sciences).

4°. On ne peut affirmer si la modification du sang est primitive ou consécutive à celle de l'innervation. Du reste, cette même incertitude se rencontre presque toutes les fois qu'il s'agit de déterminer dans quel ordre chronologique les systèmes sanguin et nerveux ont été lésés. Heureusement cette donnée ne nous importe pas à un si haut point qu'on pourrait le supposer.

5°. Pour subir l'intoxication typhoïde, il ne suffit pas de s'être exposé à l'absorption du principe qui en est la cause. Il faut encore que l'économie se trouve dans certaines conditions spéciales sans lesquelles l'expérience prouve qu'on jouit d'une complète immunité.

6°. L'altération subie par le sang donne lieu à des phénomènes analogues à ceux qui se produisent lors de l'empoisonnement par les *septiques*. Ce liquide n'ayant plus la propriété de stimuler normalement le système nerveux, il en résulte une atonie générale qui favorise les congestions hypostatiques et les hémorrhagies capillaires. — Sous la même influence survient encore la stupeur, l'ataxie ou l'incohérence nerveuse.

7°. La crise, lorsqu'elle a le temps de se produire, se fait de préférence sur les follicules et les glandes disséminés dans l'intestin grêle, et cela sous forme d'une éruption qui a de l'analogie avec celle de la variole. Parfois aussi, mais plus rarement, l'effort critique se porte à la peau et y détermine des abcès, ou sur les organes glanduleux sous-cutanés, etc., etc.

8°. La mort, dans cette maladie, peut arriver de diverses manières. Par la sidération nerveuse ou l'ataxie, c'est-à-dire par l'extinction immédiate des forces vitales; par l'absorption incessante des sécrétions intestinales ou de la suppuration succédant aux dénudations de la peau; par la destruction d'organes importants à la vie, comme le cerveau, les poumons, la rate, etc., ou bien enfin par la péritonite consécutive à l'ulcération des intestins et à l'épanchement, etc., etc.

Recherchons à présent quelles sont les conséquences qui découlent de cette théorie, en vue de l'institution d'un traitement; mais, au préalable, établissons encore quelques propositions de pathologie générale :

1°. Pour combattre une maladie, on se propose constamment d'atteindre sa cause ou les effets de celle-ci.

2°. Par cause, on doit entendre l'agent qui a déterminé le premier désordre, et non pas ce désordre lui-même.

3°. Les médications qui s'adressent efficacement à la cause d'une maladie sont toutes empiriques. Le hasard seul a présidé à la découverte de quelques-uns des médicaments qui prennent place dans la thérapeutique sous le nom de *spécifiques*. C'est l'idéal de la perfection en médecine.

4°. Lorsque l'art est impuissant contre la cause morbifique, et ce cas est le plus fréquent, il lui reste la ressource de combattre les lésions auxquelles cette cause a donné lieu. On se rapproche d'autant plus de la perfection et de la certitude de guérir, qu'on attaque le désordre le plus rapproché de la cause *première* de la maladie.

5°. Comme un désordre, une fois produit, en engendre habituellement de consécutifs, il importe de discerner l'ordre dans lequel ils se sont engendrés pour diriger les moyens curatifs contre celui de ces désordres qui en a le plus grand nombre sous sa dépendance.

6°. L'état général doit être pris également en grande considération, car une maladie quelconque reçoit toujours une physionomie particulière de l'idiosyncrasie du sujet qu'elle affecte, et surtout d'une diathèse morbide, quand il en existe.

Les principes qui précèdent, appliqués spécialement à la fièvre typhoïde, conduisent à considérer cette maladie comme constituée par les *éléments* suivants :

*a*. Altération du sang.

*b*. Trouble de l'innervation.

*c*. Congestions hypostatiques, — désorganisations.

*d*. Éruption intestinale et produits de sécrétions accumulés vers la valvule iléo-cœcale.

*e*. Abcès multiples, gangrène de la peau.

*f*. Résorption purulente.

*g*. Ulcérations de l'intestin., — perforations, — épanchements, etc.

Ici, comme dans l'immense majorité des cas d'affections dites *spontanées*, le traitement ne peut être adressé qu'aux symptômes, mais les résultats sont d'autant plus heureux qu'on anéantit ou qu'on modère un symptôme qui tient sous sa dépendance un plus grand nombre de lésions de fonctions ou de tissus. Le succès est par contre d'autant plus incertain et plus précaire, qu'on est réduit à ne combattre que des désordres isolés et séparés de la manifestation morbide capitale par une longue suite de désordres intermédiaires. C'est cette pratique que l'on entend flétrir aujourd'hui du nom de *médecine du symptôme*. Je n'entrerai pas dans le détail des moyens thérapeutiques applicables à la fièvre typhoïde, sur la considération de *l'élément* prédominant. La manière dont est formulée la question qui fait l'objet de ce travail, exclut de semblables détails. Cependant je dois indiquer les bases du traitement qui découle de la méthode *analytique* que je viens d'esquisser.

Au début de la maladie, alors qu'un diagnostic positif est encore impossible, et que la seule boussole du médecin consiste dans l'état général, on aura recours à la phlébotomie ou aux saignées capillaires, aux vomitifs ou aux purgatifs, selon que prédominera la pléthore sanguine ou l'état saburral des premières voies; — mais, en thèse générale, on saignera d'autant moins qu'on aura plus de raisons de craindre une fièvre typhoïde. A plus forte raison devra-t-on s'abstenir tout à fait de ces saignées systématiques et *coup sur coup*, capables de tuer si elles ne guérissent pas.

Dans la période de développement ou d'augment, dans la force de la maladie, en un mot, comme nous ne pouvons directement remédier à l'altération du sang ni au trouble de l'innervation qui en est la conséquence, dans l'impossibilité où nous sommes enfin de prévenir les congestions passives et l'éruption de l'intestin grêle, efforçons-nous du moins de fournir sans cesse à l'assimilation quelques matériaux faciles à élaborer, comme des gelées de pain, des crêmes de riz ou d'orge, etc.; empêchons, au moyen des lavements ou de quelques verres d'eau de Sedlitz, la stagnation vers la valvule iléo-cœcale des matières qui s'y accumulent, et cédons au vœu des malades, en leur permettant l'usage de boissons acidules et froides, et même de l'eau pure, en aussi grande abondance que possible.

Certes, si quelque agent, comme la créosote par exemple, possédait l'heureux privilége de neutraliser, dans le sang, la tendance à la putridité, ce serait le cas de l'administrer *intus et extra*, selon la méthode de M. Laveran, car ce serait répondre à l'indication la plus pressante et combattre l'élément principal de la maladie. Mais l'expérience n'a pas encore été suffisamment consultée sur la valeur de cette substance.

Enfin, lorsque le cortége des symptômes les plus graves paraît annoncer une extinction prochaine, c'est aux médicaments qui ont la propriété de relever les forces qu'il convient d'avoir recours, et cela sans se préoccuper de la prétendue inflammation de la muqueuse digestive.

*Entretenir la vie* est la première condition à remplir; celle de guérir ne vient qu'après. Trop d'exemples déposent en faveur des ressources que possède la nature pour la curation de cas en apparence désespérés, pour qu'il soit permis de sacrifier à une vaine théorie les indications que nous fournit l'état des forces.

Si j'ai passé sous silence l'appréciation de la méthode révulsive, c'est qu'en effet je n'ai jamais pu lui attribuer une grande part dans les guérisons dont j'ai été témoin ou qui sont rapportées par les auteurs. Employés prématurément, on sait que les vésicatoires ajoutent à l'état fébrile et concourent à épuiser l'*excitabilité* dont l'économie aura besoin dans les phases ultérieures de la maladie. Au contraire, si c'est à une époque trop avancée qu'on les applique, on se prépare d'énormes escharres, à elles seules suffisantes pour amener une issue funeste. D'ailleurs, pourquoi, dans une affection aussi grave et en même temps aussi obscure, chercher à entraver les efforts médicateurs de la puissance vitale? Dirigeons les tendances favorables de la nature, écartons ce qui peut en paralyser le libre développement lorsque les synergies restent intactes; mais intervenons dès que l'incohérence survient. L'ataxie, voilà ce qu'il y a de plus redoutable, parce qu'alors le régulateur de la scène est absent. Aussi, les écrits de tous les temps nous l'apprennent, ce sont principalement ces formes de la fièvre typhoïde qu'on a appelées *nerveuses* ou *ataxiques*, qui ont eu une fâcheuse terminaison. Pourtant on réussit quelquefois à rétablir l'harmonie, à ramener le *consensus*, par l'emploi des antispasmodiques, et le musc, dans ces cas, s'est acquis une certaine célébrité.

Au demeurant, qu'on le remarque bien, ce n'est pas contre les symptômes nerveux qui surviennent vers les derniers instants de la vie, et qui généralement sont le produit de la résorption purulente, que le musc est indiqué. Nous ne connaissons aucun médicament qui puisse empêcher la destruction de l'organisme, alors qu'au poison typhique vient s'ajouter un principe non moins efficace à *tuer* le sang. Mais c'est contre le délire, dont ne peuvent rendre compte ni l'intensité de la fièvre, ni l'étendue de la phlegmasie, ni aucune suppuration interne, c'est dans cet état, qui constitue la *malignité*, que le musc trouve son opportunité et peut rendre d'éminents services.

Je me résume et je conclus en disant :

Que dans la fièvre typhoïde, comme dans la plupart des maladies aiguës spontanées, la puissance médicatrice de la nature ne saurait être méconnue et doit être respectée;

Que c'est un plus grand mérite, en médecine, de savoir s'abstenir à propos que d'agir intempestivement, et que ce précepte n'implique nullement l'inaction;

Que le rôle du médecin *naturiste* n'est ni moins difficile ni moins utile que celui du *systématique*, qui veut asservir les phénomènes de la vie à ses conceptions hasardées, et qui, en définitive, n'aboutit souvent qu'à perturber des actes harmonieusement enchaînés pour le salut du malade;

Qu'il n'y a pas plus de motifs d'intervenir activement dans la fièvre typhoïde, qu'il n'y en a à entraver la marche de la variole et des autres exanthèmes fébriles avec lesquels la fièvre typhoïde a d'ailleurs de si nombreuses analogies;

Que les seuls cas dans lesquels une médication active puisse être légitimée, sont ceux où un symptôme immédiatement fâcheux a besoin d'être réprimé et maintenu dans certaines limites, ou bien lorsqu'il s'agit de soutenir les forces défaillantes et hors de proportion avec les exigences de la lutte;

Enfin, qu'il n'est pas possible d'entraver la marche de la fièvre typhoïde, *a fortiori*, de la juguler à son début; mais qu'on peut en atténuer la gravité et prévenir souvent un dénouement fatal, par la médication analytique dont j'ai exposé les bases.

Il me reste à répondre sur la question de contagion. Sur ce

point, les avis sont partagés, et chaque opinion apporte en sa faveur des faits également authentiques, également nombreux; or, j'ai déjà eu occasion de le dire, la fièvre typhoïde n'atteint pas tous ceux qui s'y exposent; certaines conditions individuelles sont nécessaires à son développement, et en cela elle ne s'éloigne nullement des habitudes communes aux affections contagieuses. Qu'on en cite une seule qui attaque indistinctement tous ceux qu'elle rencontre dans sa sphère d'activité? N'y a-t-il pas des individus réfractaires non-seulement aux maladies *miasmatiques*, mais même à celles qui procèdent d'un *virus*, principe infiniment plus matériel.

La peste, la fièvre jaune, la syphilis, aussi bien que la fièvre typhoïde, épargnent certaines idiosyncrasies ou *certains états actuels*, sans cesser pour cela d'être réputées contagieuses. Pour moi, j'ai été témoin de nombreux faits où la transmission de la fièvre typhoïde m'a paru incontestable. J'ai surtout conservé le souvenir d'une famille de notre ville qui vit succomber, dans l'espace d'un mois, trois de ses membres, tous adultes. Un quatrième arrivait de voyage lorsque son frère allait mourir; il fut à son tour atteint presque aussitôt, et ne dut probablement son salut qu'à son transport à la campagne. Mais qu'est-ce que cela prouve? me dira-t-on; c'est là un résultat de l'infection. Il me serait facile, je crois, d'établir qu'il n'y a sur ce point qu'une discussion de mots, et que, pour éviter toute équivoque, il suffirait de reconnaître l'inanité de la distinction qu'on a voulu établir entre la *contagion* et l'*infection*. En effet :

La contagion s'exerce de deux manières : 1° par des *virus*; 2° par des *miasmes*.

Ce qui différencie les virus des miasmes, c'est que, dans les premiers, les principes morbifiques ont pour véhicule des liquides, et exigent pour leur transmission le contact immédiat; tandis que dans les seconds, ces mêmes principes morbifiques ont pour véhicule l'air atmosphérique et peuvent se propager, par l'intermédiaire de ce gaz, sans contact immédiat des individus.

Comme exemples de maladies dues à des virus, et qui exigent le contact immédiat, on peut citer : la syphilis, la rage, etc.

Comme types d'affections dues à des miasmes, et qui, pour se propager, n'ont pas besoin du contact entre les individus, on a : la fièvre typhoïde, les fièvres exanthématiques, — variole, rougeole, etc.

C'est à tort qu'on verrait une exception dans la variole, parce que cette pyrexie se transmet tout à la fois par l'intermédiaire de l'air et par l'inoculation, et qu'on voudrait en faire une maladie mixte. Il faut considérer, dans ce cas, la transformation du miasme morbigène, qui se matérialise par l'élaboration pathologique et devient virus.

On voit donc bien que toute maladie infectieuse est en même temps contagieuse, tandis que le contraire n'est pas vrai, et que du moment qu'on admet que la fièvre typhoïde peut se propager par voie d'infection, il est oiseux de rechercher si elle est aussi contagieuse.

Il y aurait en conséquence opportunité à substituer aux mots *contagion* et *infection* deux expressions plus caractéristiques et moins sujettes à controverse ; ainsi, on appellerait :

*Virulentes* les affections qui ne se transmettent que par le contact immédiat *seulement*, et *miasmatiques* celles qui sont susceptibles de se propager par le contact médiat et immédiat *tout à la fois*.

Ce n'est pas tout. La fièvre typhoïde — dothienentérite — a de si nombreuses analogies avec les fièvres exanthématiques, — principalement la variole, — que je crois pouvoir en tirer un argument à l'appui de la contagion, universellement admise pour l'une et mise en question pour l'autre.

Je ne veux pas énumérer ici tous ces points de similitude, mais j'insiste sur celui-ci, qui me paraît capital et propre à lui tout seul à légitimer, dans un cadre nosologique naturel, la création d'une classe de maladies.

Ce caractère spécifique, c'est la propriété de ne pouvoir généralement atteindre qu'une fois le même individu. Phénomène remarquable, et dont on ne s'est pas, selon moi, assez préoccupé jusqu'ici. Pour comprendre toute l'importance que j'attache à ce caractère, commun à toute une catégorie de maladies, il est nécessaire peut-être que je dise comment je le conçois.

On sait que les médicaments les plus énergiques, après avoir été administrés pendant un temps et dans des conditions donnés, perdent peu à peu la faculté d'impressionner l'organisme. Il s'établit alors ce qu'on appelle la *tolérance* et ce qui n'est qu'un effet de l'*habitude*. Or, il n'est aucun agent thérapeutique qui exige une élaboration aussi longue et aussi pénible de la part de l'économie, que les miasmes délétères qui donnent naissance aux états morbides dont il est question en ce moment.

Qu'y a-t-il dès lors d'étonnant à ce que des modificateurs aussi puissants épuisent, en une seule fois, par leur impression sur la matière vivante, la sensibilité organique en vertu de laquelle ils ont été absorbés et élaborés une première fois?

Quelque hypothétique que soit cette explication, je crois qu'elle satisfera certains esprits qui ne craignent pas de s'élever parfois au delà du *fait*, et qui acceptent, dans des limites raisonnables, l'intervention de l'intelligence pour compléter le témoignage des sens, sachant que les plus grandes vérités de la science sont issues de l'hypothèse.

Qu'on accepte donc ou qu'on rejette cette théorie, il sera néanmoins hors de conteste qu'il existe un groupe d'affections auxquelles le même sujet n'est exposé qu'une seule fois en sa vie, à de rares exceptions près. On admet bien que toutes les maladies de cette classe sont dues à une altération du sang. On a même été jusqu'à comparer cette altération à un véritable *empoisonnement*. Eh bien! la fièvre typhoïde, qu'on a sans cesse assimilée aux exanthèmes fébriles, — variole, rougeole, scarlatine, — en raison des analogies qu'elle présente avec ces pyrexies, on veut l'en séparer lorsqu'il s'agit de la contagion. Si l'on demandait pourquoi, il serait difficile d'en donner le motif, à moins d'argumenter de cette circonstance dont j'ai déjà parlé : à savoir que des personnes en grand nombre sont vues tous les jours entretenant des rapports avec des typhiques, et vivant dans leur atmosphère sans contracter leur maladie. Mais les fièvres exanthématiques ne manifestent-elles pas aussi des préférences, et ne faut-il pas une prédisposition pour être atteint de la rougeole, par exemple, dont on ne songe pas pourtant à contester le caractère contagieux (1)? Evidemment il serait impossible de prouver *expérimentalement* que la fièvre typhoïde se transmet par voie d'infection plutôt que par contagion ; c'est pourquoi il me paraît légitime de se servir de l'induction pour élucider ce point de doctrine, qu'aucun fait ne saurait résoudre péremptoirement, et qui touche à un si haut degré aux intérêts de l'humanité.

Pour moi, je trouve qu'il y aurait infraction aux lois de la logique à soutenir que la variole, la rougeole et la scarlatine sont contagieuses, sans accepter en même temps la contagion pour la fièvre typhoïde, parce que toutes ces maladies sont engendrées par des principes matériels — miasmes — répandus dans l'air, et que dès lors elles sont toutes transmissibles par un mécanisme identique, comme je l'ai indiqué précédemment.

Que si l'on me reprochait de vouloir résoudre ce problème à l'aide d'une théorie, au lieu de m'appuyer immédiatement sur la seule autorité de l'observation, j'invoquerais pour ma

(1) Je me répète ici à dessein, parce que je crois qu'on ne saurait trop insister sur ce sujet.

justification le spectacle que présente en ce moment l'Académie de médecine. Certes, l'expérience de plusieurs siècles devait suffire à la constatation rigoureuse du procédé en vertu duquel se propage la peste d'Orient, si la statistique pouvait réellement tenir lieu du raisonnement en médecine. Cependant, quand des hommes infatigables ont exhumé de l'histoire les preuves les plus patentes de la contagion, n'en voyons-nous pas d'autres, non moins consciencieux ni moins dévoués aux intérêts de l'humanité, étayer une opinion contraire sur des faits également authentiques et nombreux. Ce n'est pas qu'à l'Académie la synthèse n'ait d'illustres représentants, et que la question qui s'agite n'ait été savamment discutée au point de vue théorique ; cependant l'incertitude n'a point été dissipée, et ce long et laborieux travail n'apprendra rien au monde, si ce n'est, comme je l'ai déjà dit, l'inconvénient de ne pas se mettre d'accord, avant tout, sur les mots qui doivent faire la base d'une discussion scientifique.



Besançon, impr. et lithogr. de J. Jacquin.

www.ingramcontent.com/pod-product-compliance
Ingram Content Group UK Ltd.
Pitfield, Milton Keynes, MK11 3LW, UK
UKHW020413250726
13967UKWH00006B/2627